Ray Hill, Propolis/Kittharz

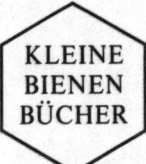

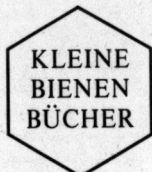

Ehrenwirth Verlag München

Ray Hill

Propolis/Kittharz

Das natürliche Antibiotikum

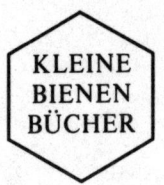

Ehrenwirth Verlag München

CIP-Kurztitelaufnahme der Deutschen Bibliothek

Hill, Ray:
Propolis, Kittharz : d. natürl. Antibiotikum /
Ray Hill. [Aus d. Engl. übers. u. bearb. von
Gudrun Kuhlmann]. – München : Ehrenwirth, 1986.
 (Kleine Bienen-Bücher)
 Einheitssacht.: Propolis ‹dt.›
 ISBN 3-431-02851-9
NE: Kuhlmann, Gudrun [Bearb.]

Aus dem Englischen übersetzt und bearbeitet von Gudrun Kuhlmann
© 1977 by Ray Hill
Die Originalausgabe erschien unter dem Titel ›Propolis‹ bei Thorsons Publishers Limited, Wellingborough, Northhamptonshire

ISBN 3-431-02851-9
© 1986 für die deutsche Ausgabe by Franz Ehrenwirth Verlag GmbH & Co. KG München
D-8000 München 80, Vilshofener Straße 8
Ohne ausdrückliche Genehmigung des Verlages ist es auch nicht gestattet, das Buch oder Teile daraus auf irgendeinem Wege (fotomechanische Reproduktion, Fotokopie, Mikrokopie) zu vervielfältigen.
Druck: Pera-Druck Gräfelfing
Printed in Germany 1986

Inhalt

Einleitung 7

Eine Alternative zu den Antibiotika 8 · Die Einordnung der Propolis 9

Erstes Kapitel
Das Antibiotikum der Biene 13

Die Bestandteile der Propolis 14 · Die antibiotischen Eigenschaften 15 · Die Aufbereitung für den menschlichen Gebrauch 16 · Experimentelle Untersuchungen 17

Zweites Kapitel
Eine Heilsalbe unserer Vorfahren 19

Mythen und Sagen 19 · Volksmedizin und Propolis 20 · »Der beste Extraktstoff« 22 · Die britischen Kräuterbücher 23

Drittes Kapitel
Das Leben der Bienen 25

Die Biene schlüpft 26 · Die Arbeit im Stock 27 · Das Sammeln der Propolis 28 · Das Eintragen in den Stock 29 · Die Verwendung der Propolis 29

Viertes Kapitel
Anwendungen im medizinischen Bereich 31

Die Forschung und ihre Ergebnisse 31 · Die Wirksamkeit des Propolis-Antibiotikums 32 · Nachweis in der Praxis 33 · Anwendungen im medizinischen Bereich 34 · Mund- und Rachenentzündungen 34 · Mundgeruch 35 · Mandelentzündung 35 · Magengeschwüre 35 · Verbrennungen 37 · Dermatologie 37 · Verzögerte Wundheilung 39 · Ohrinfektionen 40 · Anästhesierende Wirkungen der Propolis 41 · Andere Indikationen 42 · Propolis-Allergie 42

Fünftes Kapitel
Anwendungsmöglichkeiten der Propolis 45

Präparate 45 · Infektionen des Harntrakts 46 · Infektionen des Verdauungstrakts 47 · Spezielle Dosierungen 47 · Abszeß 47 · Akne 47 · Blasenentzündung 48 · Blutungen 48 · Ekzeme (nur trockene) 48 · Geschwüre 48 · Gürtelrose 49 · Halsschmerzen 49 · Hühneraugen 49 · Husten 49 · Mandelentzündung 50 · Mundgeruch (Halitosis) 50 · Schnittwunden 50 · Schuppenflechte 50 · Stirnhöhlenvereiterung 50 · Wunden (frische und schlecht heilende) 51 · Zähne 51 · Zahnfleischerkrankungen (Zahnfleischentzündung u. a.) 51 · Zahnschmerzen 51

Einleitung

Das Bienenkittharz Propolis ist – wie man hört – das wirksamste natürliche Antibiotikum, auf das der Mensch je gestoßen ist, und erstaunlicherweise erfolgte diese erste Entdeckung wahrscheinlich bereits vor mehr als zweitausend Jahren. Da dem modernen Menschen viel von der Weisheit des Altertums verlorengegangen ist, kann man von Glück sprechen, daß diese – von den Bienen täglich benutzte – bemerkenswerte Substanz erneut entdeckt worden ist. Ihre Wirksamkeit wird heute immer wieder durch wissenschaftliche Untersuchungen bestätigt.

Propolis ist nur eines der Produkte, die aufgrund der genialen Organisation des Bienenstockes entstehen, und bringt dem Menschen immensen Nutzen. Es handelt sich dabei um eine harzige Masse, die die Bienen von den Blattknospen oder der Rinde der Bäume, vor allem der Pappeln, sammeln und die sie als eine Art Zement zur Instandhaltung des Stockes verwenden. Die Bienen, diese erstaunlich vielseitigen Lebewesen, dichten damit alle Ritzen und Löcher in der Beute ab. Auch machen sie sich die antibakteriellen Eigenschaften des Kittharzes zunutze, indem sie alle verwesenden Fremdkörper, die in den Stock hineingelangt sind und ihn zu verseuchen drohen, mit einem Kokon aus Propolis umhüllen und auf diese Weise unschädlich machen.

Früher bedeutete dieser instinktive Hang der Bienen, alles mit Propolis zu verputzen, für den Imker eine ständige Quelle des Ärgers; aber seit sich die Forschung zunehmend mit den therapeutischen Wirkungen dieser Substanz beschäftigt, ist sie zu einem der wertvollsten Produkte des Bienenstockes geworden. In der Tat sind diese Eigenschaften äußerst beeindruckend.

Vor der Wiederentdeckung der Propolis hatten die natürlichen

Heilmethoden wie Diäten, Wasserkuren, Fasten und Körperübungen einen Nachteil: Sie konnten die allopathischen Antibiotika nicht ersetzen, die bakteriell verursachte Krankheiten schnell lindern und heilen. Die Behandlung durch den Heilpraktiker erforderte Zeit, bevor heilende Wirkungen sichtbar wurden. Allerdings verbesserte sich dabei die gesamte Körperbefindlichkeit in größerem Maß als durch Verabreichung von Medikamenten, die nur auf spezielle Krankheitssymptome abzielen.

Eine Alternative zu den Antibiotika
Propolis bietet nun insofern eine Alternative zu den Antibiotika an, als sie umgehend wirkt und keine der Nebenwirkungen aufweist, die chemische Arzneimittel häufig hervorrufen können. Die Verwendung von Propolis als ein ungiftiges Antibiotikum der Natur führt zu faszinierenden Ergebnissen.

Obwohl sie sich bei einer Vielzahl von Krankheiten als erfolgreich erwiesen hat, hat die Propolis ihre bemerkenswertesten Resultate bei der Behandlung von Infektionen im Mund- und Rachenraum gezeigt. Ich selbst habe Leuten mit Halsschmerzen und Husten rohe Propolisstückchen gegeben, und fast ausnahmslos waren die Symptome innerhalb weniger Stunden verschwunden. Der Geschmack roher Propolis ist vielleicht nicht jedermanns Sache, aber Propolis ist auch in Form von Kaubonbons mit Karamelgeschmack oder als Lakritzpastillen erhältlich, und diese sind in ihrer Wirkung ebenso gut.

Auch hat sie Mundgeruch und Zahnfleischerkrankungen, Akne und andere Hautleiden, Geschwüre, Wunden und verschiedene andere Krankheiten nachweislich gelindert. Im letzten Kapitel dieses Buches wird darauf näher eingegangen. Und seitdem dieses bekannt ist, wird Propolis gemäß den diversen Anwendungsbereichen in unterschiedlichen Formen verkauft. So gibt es zum Beispiel Propolis-Zahnpasta gegen Zahnfleischerkrankungen und Mundgeruch, magenlösliche Kapseln gegen innere Erkrankungen, Salbe gegen Hautleiden und Tinkturen für Wunden und anderes oder auch zum Gurgeln gegen Halsschmerzen.

Wie man sieht, kehrt Propolis in beeindruckender Weise in den Bereich der Naturmedizin zurück, und da ihre Wiederentdeckung noch in den Kinderschuhen steckt, sind sicher noch viele ihrer Möglichkeiten unentdeckt. Viele Leute haben wahrscheinlich noch nicht einmal etwas von ihr gehört, wenn sie auch von alten Kräuterbüchern empfohlen wird und ihre antibakteriellen Eigenschaften seit dem Beginn der historischen Überlieferung bekannt sind. Obwohl die anderen Produkte des Bienenstockes als einige der wirkungsvollsten Heilsubstanzen gelten, die dem Menschen verfügbar sind, ist es rätselhaft, warum Propolis in Vergessenheit geraten ist. Aber das weltweite Interesse, das Forscher jetzt an ihr zeigen, bringt sie rasch in das Licht der Öffentlichkeit zurück, und ich hoffe, daß dieses Buch dazu beitragen wird, das Wort Propolis noch weiter zu verbreiten.

Die Einordnung der Propolis
Es ist interessant, auf den Stock als Ganzes zu schauen und die Lebensweise der Bienen zu studieren, weil fast jeder Teil seines Systems etwas erzeugt, was für den Menschen von Nutzen ist.

Honig ist das bekannteste Produkt und ein außerordentlich wirksames Heilmittel. Die Arbeitsbiene verbringt einen großen Teil ihres Lebens damit, Nektar und Pollen zu sammeln und in den Zellen der Waben einzulagern. Etwa zwei Millionen Flüge vom Stock zur Pflanze sind nötig, um ein Pfund Honig herzustellen.

Honig enthält Vitamine der B-Gruppe sowie eine bedeutende Menge Vitamin C und ist eine ausgezeichnete Quelle für Protein und Mineralstoffe wie Kalzium, Kupfer, Eisen, Magnesium,

Mangan, Kalium und Natrium. Als ein besonders leicht zu verdauendes Nahrungsmittel wird er für eine Anzahl von Krankheiten und als Zusatzkost empfohlen. Ein weiteres wichtiges Merkmal des Honigs besteht in seiner antiseptischen Eigenschaft, die immer wieder von Bakteriologen und Medizinern nachgewiesen wurde. In der Tat wird er in einigen Krankenhäusern nach Operationen als Wundverband benutzt. Er dient auch als schnell heilende Salbe bei Verbrennungen, und an diesen Entdeckungen ist nichts Neues, denn Hippokrates, der Vater der Medizin, verschrieb schon im vierten Jahrhundert n. Chr. Honig für Wunden und Geschwüre.

Die Honigwabe, die das Wachs enthält, das von den Wachsdrüsen der Biene für den Zellenbau produziert wird, ist lange Zeit als eines der besten Mittel gegen Heuschnupfen angesehen worden, aber heute glaubt man, daß die Deckel der Honigzellen, die dünnen Deckel aus Wachs, die von der Wabe abgehoben werden, bevor der Honig geschleudert wird, ein noch besseres Mittel sind. Die Menschen haben entdeckt, daß sie keine oder schlimmstenfalls nur leichte Anfälle bekommen, wenn sie einen Monat vor Beginn der Heuschnupfensaison einige Zelldeckel kauen. Patienten, die an schweren Anfällen leiden, müßten allerdings dreimal täglich Honigwabe oder Zelldeckel kauen, wobei sie damit drei bis vier Monate vor der Heuschnupfenzeit beginnen und die Behandlung so lange wie nötig fortsetzen sollten.

Man nimmt an, daß die winzigen Pollenmengen in der Wabe und in den Zelldeckeln dazu dienen, diese zu einem wirksamen Heilmittel zu machen. Infolge dieses Pollengehaltes nämlich kann der Körper genügend Antikörper entwickeln, um die Anfälle abzuwehren, die normalerweise bei großen Pollenvorkommen auftreten.

Die Forschung hat den Nachweis erbracht, daß der Pollen

selbst eine der reichsten Quellen für Vitamine, Mineralstoffe, Fette, Enzyme und Hormone darstellt und auch sehr viel Protein und Aminosäuren enthält. Die Biene füttert mit Pollen, und bis vor kurzem war der Mensch von ihrem Sammeleifer abhängig, wenn er ihn für sich nutzen wollte – aber heutzutage wird Pollen auch maschinell direkt von der Pflanze geerntet. Diese Kostergänzung wird merkwürdigerweise unterschätzt, obwohl eine tägliche Dosis des hochwirksamen Pollen den Gesundheitszustand in einem solchen Ausmaß verbessern kann, daß viele Sportler behaupten, er habe ihre Leistung beträchtlich gesteigert. Vor allem alte Menschen finden ihn wohltuend. Er ist ein spezifisches Mittel gegen Depressionen, Abspannung, erschöpfte Nerven und hilft bei vielen Krankheiten wie zum Beispiel bei Anämie oder Darmstörungen. Des weiteren kann er als Stärkungsmittel den Genesungsprozeß nach einer schweren Krankheit oder die Erholung nach einem Schock unterstützen.

Wenn die Honigwabe im Stock errichtet ist, sind einige der Zellen etwas größer als die übrigen: die Weiselzellen. Die Eier, die von der Königin in diese Zellen gelegt werden, sind dazu bestimmt, sich zu neuen Königinnen zu entwickeln, da die Larven der Weiselzellen nur mit Gelée royale gefüttert werden. Gelée royale ist eine dickflüssige, klebrige Substanz, die von den Drüsen nahe der Mundöffnung der Honigbiene ausgeschieden wird, und enthält viele Vitamine der B-Gruppe einschließlich der Pantothensäure, die sich neuerdings als wirksam bei der Behandlung von Arthritis herausgestellt hat. Dieser Futtersaft gibt der Bienenkönigin die Kraft für eine erstaunliche Legeleistung. Vom menschlichen Standpunkt aus gesehen, ist Gelée royale als ein energiespendendes Nahrungsmittel zu empfehlen. Er wirkt nicht nur verjüngend, sondern ist auch als ein hervorragendes Mittel zur Behandlung einiger Herzleiden erkannt worden.

Sogar das von den Bienen produzierte Wachs ist für den Menschen brauchbar, obwohl es weder Nahrungsmittel noch Medizin ist, denn Bienenwachs hat als Möbelpolitur nicht seinesgleichen. Und auch das, was die meisten Menschen veranlaßt, den Bienen aus dem Weg zu gehen – ihr Stich –, hat, wie in mehreren Fällen bewiesen wurde, einen auffälligen therapeutischen Erfolg bei der Behandlung von Arthritis und Rheumatismus erbracht und wird bei Krankheiten dieser Art von einigen praktischen Ärzten regelmäßig angewendet.

Und so ist der Ausspruch »ein aktives Volk« durchaus treffend, weil, wie wir sehen werden, diese Schätze des Bienenstokkes durch einen unaufhörlichen Arbeitseifer geschaffen werden. Die komplizierte und schöne Konstruktion der Wabe liefert uns die Produkte Honigwabe und Zelldeckel; die endlosen Flüge zu den Pflanzen, das Sammeln und Einlagern in den Zellen bringen uns Honig und Pollen, die Futterproduktion für die Bienenkönigin versorgt uns mit Gelée royale, und schließlich dient das Sammeln einer Substanz der Blattknospen, mit der der Stock ausgebessert und keimfrei gehalten wird, dem Menschen als Quelle für Propolis.

Mit diesem letzten Bienenprodukt beschäftigt sich das vorliegende Buch, wobei dieses aber nicht nur von einem therapeutischen Standpunkt aus, sondern auch in seiner Bedeutung als ein lebenswichtiges Bindeglied im Zusammenwirken des Stockes betrachtet wird.

Erstes Kapitel

Das Antibiotikum der Biene

Genau wie die Bauindustrie Zement zum Bauen benötigt, so braucht die Biene etwas Ähnliches, um jeden Sprung und jeden Riß im Stock abzudichten, und wie es nicht anders zu erwarten ist, erweist sie sich bei der Beschaffung eines solchen Materials als so erfinderisch wie der Mensch. Bei dem von der Biene verwendeten Rohstoff handelt es sich um eine harzige Masse, die von den Blattknospen verschiedener Bäume, so von der Roßkastanie oder – besonders gern – von der Pappel, gesammelt wird oder sich in den Spalten der Rinden der Fichte, der Lärche oder anderer Nadelbäume finden läßt. Diese Masse ist Propolis, und sie ist weit mehr als nur ein Baumaterial.

Man hat herausgefunden, daß die Biene mehrere Stoffe mit antibakteriellen Eigenschaften erzeugt, aber Propolis ist einer der wichtigsten Wirkstoffe gegen Infektionen im Stock. Sei es nun durch ihren Geruchssinn oder durch Instinkt, die Bienen werden bald die beste Propolisquelle in ihrer Nachbarschaft entdeckt haben. Bienen leben sehr dicht aufeinander – ein Volk kann aus 40 000 bis 50 000 Tieren bestehen –, so daß sich eine ungehinderte Infektion rasch ausbreiten und eine große Katastrophe verursachen könnte.

Das Wort Propolis stammt von zwei griechischen Wörtern ab und bedeutet soviel wie »Verteidigungsanlagen vor einer Stadt«. Daß diese Bezeichnung zutreffend ist, wird durch die Sperre aus Propolis veranschaulicht, die die Bienen manchmal hinter dem Eingang errichten, so daß alle Insassen sie beim Betreten und Verlassen des Stockes passieren müssen. Propolis ist tatsächlich ein wesentlicher Faktor ihres Lebens, denn sie benutzen sie einerseits zur Abwehr gegen eine mögliche Zerstörung des Stokkes und andererseits zur Beseitigung der potentiellen Gefahr einer Verunreinigung des Stockes durch Fremdkörper. Die bemerkenswerte Organisation der Natur zeigt sich darin, daß die Bienen es nicht nur fertiggebracht haben, solch eine nützliche Substanz zu entdecken, sondern sie auch auf eine so sinnreiche Art in ihre Lebensweise einzugliedern.

Die Bestandteile der Propolis
Propolis ist eine zähe, klebrige Masse, die die Blattknospen schützt und sie vor dem Austrocknen bewahrt. Ihre unterschiedliche Farbe hängt von der jeweiligen Pflanze ab, von der sie stammt. So kann sie dunkelbraun sein oder auch von heller Schattierung. Es gibt sie sogar in rötlicher oder violetter Färbung.

Obgleich ihre biologisch aktiven Komponenten ihrer Herkunft entsprechend variieren können, ergab eine Analyse der Propolis, die in fünfzehn verschiedenen Gebieten der UdSSR gesammelt worden war, die gleichen Bestandteile. Sie lassen sich etwa wie folgt aufgliedern: 50 bis 55 Prozent Harz und Balsam, bis zu 30 Prozent Wachs, über 8 bis 10 Prozent wohlriechende ätherische Öle und über 5 Prozent Festsubstanz. Propolis soll reich an Fetten, Aminosäuren, organischen Säuren, gemischten Äthern aus einwertigen Alkoholen, des weiteren an Spurenelementen wie Eisen, Kupfer, Mangan, Zink sein und auch Gerbsäure, Phytoncide und Antibiotika enthalten. Abgesehen davon hat sie einen hohen Gehalt an Vitaminen, besonders an solchen der B-Gruppe. Auch die Vitamine E, C, H, P sind vorhanden und das Provitamin A, da sie aus 5 bis 10 Prozent Pollen besteht.

Weitere Analysen erbrachten eine lange Liste fremdartig klingender Bestandteile wie Zimtsäure, Zimtalkohol, Vanillin, Chrysin, Galangin, Acacetin, Kämpferid, Rhamnocitrin, Pinostrobin, Kaffeesäure, Tetochrysin, Isalpinin, Pinocembrin und Ferulasäure.

Die antibiotischen Eigenschaften
Man nimmt an, daß die antibiotischen Eigenschaften der Propolis von den in ihr enthaltenen Flavanoiden stammen. Dabei denkt man vor allem an Galangin, dessen Name sich von der aktiven Substanz der Galangawurzel ableitet, der aromatischen Wurzel einer im Osten beheimateten Ingwerpflanze, die schon immer zu medizinischen und kulinarischen Zwecken diente. Flavanoidhaltige Pflanzen sind schon seit Jahrhunderten als natürliche Heilmittel verwendet worden, noch bevor man diese aktiven Substanzen wissenschaftlich identifiziert hatte. Dann aber, in den späten zwanziger Jahren, isolierte der Ungar Szent-Györgyi das Vitamin C aus Orangen. Daraus herrührend ergab sich die Entdeckung der Flavanoide.

Vitamin C (Ascorbinsäure) ist auch jenen ein Begriff, die sich nie eingehender mit der Ernährung befaßt haben. Weniger bekannt ist dagegen Szent-Györgyis Entdeckung aus dem Jahr 1936, als er eine Substanz in der Schale von Zitronen fand, die sich als wirksam gegen Blutungen erwies, was sich nicht allein auf die Verabreichung von Vitamin C zurückführen ließ. Diese als Citrin bezeichnete Substanz, die ebenfalls aus Flavanoiden aufgebaut ist, schien sich stabilisierend auf die Blutkapillare auszuwirken. Hesperidin gilt als das wichtigste Flavanoid des Citrin; ein anderes namens Rutin wurde in Tabak und Buchweizen gefunden. Man kennt diese Flavanoide auch unter dem Begriff Vitamin P. Im Zusammenwirken der Vitamine C und P wurde eine entscheidende Heilwirkung bei einer ganzen Reihe gesundheitlicher Störungen festgestellt, zum Beispiel bei Erkrankungen der Blutgefäße, einiger Arten von Hämorrhagien und auch bei Virusinfektionen und Rheumatismus. Die biologische Wirksamkeit der Flavanoide wird nicht genau verstanden, aber man vermutet, daß sie zum Teil in der Behinderung der schnellen Oxidation des Vitamin C besteht. Das hat zur Folge, daß die körpereigenen Abwehrkräfte gegen Krankheiten und Infektionen gestärkt werden. Eine ähnliche Wirkung zeigen die antibiotischen Eigenschaften der Flavanoide in der Propolis.

Die Aufbereitung für den menschlischen Gebrauch
Die größte Menge Propolis, die der Mensch für sich nutzbar macht, stammt von den Pappeln, die in den Wäldern Mitteleuropas zu finden sind, obwohl, wie bereits erwähnt, andere Bäume diesen Stoff ebenfalls produzieren. Seine Aufbereitung für die menschliche Ernährung ist Gegenstand strenger Kontrollen. Jede einzelne Menge wird analysiert, um sicherzugehen, daß sie von jeder Verunreinigung frei ist und daß es sich um echte Propolis handelt, die von den Bienen aus pflanzlichem Harz hergestellt worden ist.

In ihrem Rohzustand sieht sie wie Kristalle aus, weil sie aus dem Stock herausgekratzt wird und in kleinen Stückchen abbricht. Manchmal wird sie in dieser Form verkauft, manchmal gemahlen und als Pulver, lose oder in Kapseln, gehandelt. Um sie für den Verbraucher noch praktischer und leichter anwendbar zu machen, liegt sie auch als Salbe und Creme sowohl für fettige als auch für trockene Haut vor, ist als Tinktur zur inneren und äußeren Anwendung erhältlich und ist in Bonbons und Zahnpasta gegen Mundhöhleninfektionen enthalten.

Experimentelle Untersuchungen
Man hat sehr viel Arbeit in die Suche nach den besten Verfahren gesteckt, die Propolis für den menschlichen Gebrauch aufzubereiten, wobei man aber auch herausfinden wollte, wie lange sie überhaupt haltbar ist und ob die Präparate während der Lagerung haltbar bleiben. Der französische Entomologe Dr. P. Lavie beschreibt, wie der Extrakt hergestellt wurde: 50 Gramm Propolis wurden in jeweils 1 Liter Alkohol und Wasser aufgelöst und jede Lösung eine Stunde lang in einem Kolben mit Kühler gekocht. Anschließend wurde der Extrakt gefiltert, in einem Wasserbad zur Trockne verdampft und wiederum aufgelöst. Dabei stellte er fest, daß der alkoholische Extrakt im Vergleich mit dem wäßrigen etwas aktiver war. Die Extrakte, die aufs neue in Wasser aufgelöst wurden, waren mehrere Monate haltbar, wenn sie in einem Kühlraum aufbewahrt und vor Licht geschützt wurden. Russische Forscher halten es sogar für möglich, daß sich selbst bei einer Lagerung von drei bis vier Jahren der Gehalt der Propolis an chemischen Bestandteilen nicht vermindert, und kommen zu dem Ergebnis, daß sich die antibakterielle Wirkung nicht abschwächt.

In anderen russischen Experimenten wurden die Extrakte durch Mischen von einem Teil Propolis zu zwei Teilen Alkohol zubereitet. Die Mischung wurde drei bis vier Tage so belassen, wurde aber während dieser Zeit regelmäßig von einem Gefäß in ein anderes umgefüllt. Nachdem man sie durch Musselin gefiltert hatte, wurde der Rückstand gewogen, um die Konzentration des Extraktes zu ermitteln. Die gewünschte Konzentration wurde dann durch Hinzufügen von Alkohol verändert, wodurch die Lösung eine braune Färbung erhielt. Um eine alkoholisch-wäßrige Lösung zu bekommen, wurde dem Extrakt dann die erforderliche Menge destillierten Wassers zugegeben.

In Deutschland extrahierte Kohler Propolis mit verdünnter wäßriger Lösung, die gegebenenfalls wasserlösliche organische Verbindungen enthielt. Filterung und Ansäuerung ergaben ein Präparat, das, nachdem es abgegossen, gewaschen und im Vakuum getrocknet worden war, einen blaßgelben bis braunen formlosen Stoff ergab. Durch die Behandlung mit Tetrachlorkohlenstoff wurden kleine Mengen Wachs entfernt, dann wurde der Stoff chromatographisch gereinigt.

Durch diese verschiedenen Experimente wurde es möglich, daß Propolis in mannigfachen Formen erhältlich ist, um so den verschiedenen Anforderungen des Verbrauchers zu entsprechen, mit anderen Worten, um Propolis aufs beste zu verwerten.

Zweites Kapitel

Eine Heilsalbe unserer Vorfahren

Das Interesse des Menschen an den Bienen und seine Abhängigkeit von ihnen als seinen Süßstofflieferanten reicht so weit zurück wie die menschliche Geschichtsschreibung überhaupt. Viele Sagen, die diese Insekten beschreiben, sind uns von unseren Vorfahren überliefert worden. Eine der ältesten Felszeichnungen in den Cuevas de la Araña in Valencia zeigt ein Loch in einem von Bienen umschwärmten Felsen und zwei Männer, die an primitiven Seilen hinaufklettern, um den Honig zu entnehmen. Auch im alten Ägypten war die Darstellung von Bienen auf Grabmälern, Sarkophagen und Vasen weit verbreitet, denn das Bildzeichen der Biene diente als Königszeichen und wurde als Motiv auf Tapferkeitsmedaillen verwendet.

Zur Zeit der griechischen und römischen Schriftsteller war die Kunst der Bienenzucht bereits eingeführt. Vergil zum Beispiel war Imker und beschäftigte sich sowohl in sachlichen Abhandlungen als auch in künstlerischer Form mit diesem Gegenstand. Einige Beobachtungen der antiken Autoren über das Leben der Biene sind erstaunlich genau, was um so mehr verwundert, als sie über keine wissenschaftlichen Mittel verfügten, ihre Entdeckungen zu überprüfen.

Mythen und Sagen
Über die Fortpflanzung der Bienen wußte man jedoch wenig. Weithin glaubte man, daß sie ihre Jungen aus den Blüten, vor allem des Olivenbaumes, aufsammelten. Die Sage von der Entstehung der Bienen aus dem Kadaver des Rindes war die bekannte-

ste. Wahrscheinlich handelte es sich aber bei den beobachteten Insekten um die drohnenähnlichen Schlammfliegen, durch die Samson wie auch Vergil und andere getäuscht wurden. Wenn ein Rind getötet wurde, so wurde der Kadaver auf ein Lager aus Thymian gelegt und der Raum für drei Wochen luftdicht verschlossen. Danach wurde Luft hereingelassen, und nach elf Tagen war nichts mehr übrig außer einem Skelett und Trauben von Bienen.

Eine andere Sage erzählt, daß Jupiter die schöne Melissa in eine Biene verwandelte und daß Bienen von Hornissen und der Sonne erzeugt wurden.

In Großbritannien besteht noch in einigen Gegenden der Brauch, mit den Bienen zu sprechen, – spricht man nicht mit ihnen, verlieren sie ihre Kraft und sterben. Auch im deutschsprachigen Raum ist dieser Brauch in verschiedenen Abwandlungen bekannt. In einigen Teilen der Welt hat das Schwärmen der Bienen glücksbringende oder unheilverkündende Bedeutung. Für Vergil galt zum Beispiel ein Schwarm als ein schlechtes Omen: Er glaubte, er verkünde die Ankunft eines fremden Heeres und seines Generals. Bienen wurden schon immer als Wetterpropheten angesehen, weswegen Honig häufig bei Regenbeschwörungen benützt wurde. Auch bei Geburts- und Sterberiten wurde Honig verwendet: Die Assyrer und Ägypter begruben ihre Toten in Wachs und Honig, eine frühe Nutzung der antibakteriellen Eigenschaften der Bienenprodukte.

Volksmedizin und Propolis
Aber es sind nicht nur Legenden, die um die Bienen gewoben werden, denn die medizinischen Eigenschaften der Bienenprodukte sind seit Jahrhunderten bekannt und genutzt worden. Bücher über Volksheilkunde aus der ganzen Welt zeigen, daß seit Beginn der überlieferten Geschichte Harze zu Wundverbänden

und zur Heilung von Entzündungen und Infektionen verwendet wurden. Ohne in der Lage zu sein, die Wirkung zu analysieren, fand man heraus, daß diese natürlichen Substanzen eine Schutzschicht über den Wunden bildeten, Fremdkörper herauszogen und den Heilungsprozeß beschleunigten. Harzpräparate wurden auch gegen Magen- und Harnerkrankungen eingenommen.

In seinem umfangreichen Werk »Naturkunde« erwähnt Plinius (erstes Jahrhundert n. Chr.) den Gebrauch von Harzen im allgemeinen, aber setzt sich eingehend mit Propolis auseinander. Er unterscheidet drei verschiedene Schichten von Kittmaterial, mit dem die Bienen arbeiten.

Erst bauen sie Waben und formen das Wachs, d. h., sie bauen ihre Wohnungen und Zellen, dann erzeugen sie ihre Nachkommenschaft und danach Honig, Wachs aus Blüten, Bienenharz aus den Tropfen der Baumausscheidungen, aus dem Saft, dem Klebstoff und dem Harz von Weiden, Ulmen und Rohr. Zuerst beschmieren sie damit das Innere des Stockes wie mit einem Stuckbelag, und dann bespritzen sie es mit anderen, bittereren Säften zum Schutz gegen die Gier anderer kleiner Lebewesen, weil sie wissen, daß sie etwas herstellen, was möglicherweise begehrt wird. Mit demselben Material umgeben sie auch das Flugloch.

Die ersten Schichten zwischen der Außenlage und dem Wachs, Stoffe von beträchtlichem Nutzen für Medikamente, werden von Experten als *commosis,* die zweiten als *pissoceros,* die dritten als *propolis* bezeichnet. Commosis ist die erste Kruste, von bitterem Geschmack. Darauf liegt Pissoceros wie auf Teer, da es flüssiger ist als Wachs. Propolis wird aus der Ausscheidung der Weinrebe und der Pappel gewonnen und wird aus einer festen Masse durch das Hinzufügen von Blüten erzeugt. Obwohl sie noch nicht Wachs ist, dient sie zur Stabilisierung der Waben. Die Bienen schützen sich damit vor Kälteeinbrüchen und verhindern Beschädigungen. Außerdem riecht Propolis intensiv und wird von vielen Leuten als Ersatz für Galbanum verwendet.

Es ist wahrscheinlich, daß es sich bei allen drei Schichten um Propolis handelte, die jedoch aus verschiedenen Quellen gewonnen wurde. In einem anderen Band bezieht sich Plinius auf den üblichen medizinischen Gebrauch von Propolis und sagt, daß sie Stachel und andere Körper aus dem Fleisch herausziehe, Schwellungen und Verhärtungen abklingen lasse, Muskelschmerzen lindere und Wunden heile, auch wenn man für diese Fälle wenig Hoffnung auf Besserung habe.

»Der beste Extraktstoff«

Celsus schreibt im ersten Jahrhundert n. Chr.:

Das Folgende läßt Abszesse reifen und fördert die Eiterung: Narde, Myrrhe, Pfefferblatt, Balsam, Galbanum, Propolis, Storax, Weihrauch, sowohl die Wurzel als auch die Rinde, Bitumen, Pech, Schwefel, Harz, Talg, Fett, Öl. (...) Der beste Extraktstoff ist der, der von den Griechen aufgrund seiner Ähnlichkeit mit Schmutz *rhypodes* genannt wird. Er enthält Myrrhe, Krokus, Iris, Propolis, Bedclium, Granatäpfel, Alaun, Mistelsaft, Terpentinharz oder Ziegenbockfett.

Dioskorides äußert sich in ähnlicher Weise:

(...) das gelbe Bienenharz ist zu sammeln, das süß duftet und dem Styrax ähnelt und auch in sehr trockenem Zustand weich und streichfähig in der Art von Mastix ist. Es ist sehr warm und hat Zugkraft und zieht Dornen und Splitter heraus. In Form von Dampf hilft es gegen verschleppten Husten, und aufgetragen nimmt es Flechten weg. Man findet es an den Eingängen der Stöcke, und es ist wachsartig.

Die britischen Kräuterbücher

In seinem berühmten Kräuterbuch »Die Geschichte der Pflanzen« (1597) bezieht sich John Gerard auf »die harzige oder klebrige Substanz der Schwarzpappelknospen (...)« und auf die Tatsache, daß sie von Apothekern benutzt wurde, um Salben herzustellen. Und in Nicholas Culpepers »Vollständigem Kräuterbuch« wird unter der Überschrift »Die Pappeln« bemerkt: »Ihre klebrigen Knospen werden, bevor sie sich zu Blättern entfalten, gesammelt, um Unguentum und Populneum herzustellen (...)« Culpeper fährt fort: »Die Populneum genannte Salbe, die aus dieser Pappel hergestellt wird, ist gut gegen jede Art von Fieberhitze und Entzündungen in jedem Teil des Körpers und mildert Wundfieber.«

In späteren Kräuterbüchern wurde der medizinische Wert des Pappelharzes allgemein anerkannt, aber meist nur in der Form, in der es vom Baum genommen wird, und nicht, wie es aus den Bienenstöcken kommt. In Greens »Universalem Kräuterbuch« (1824) werden zwei Pappelarten aufgeführt. Unter *Populus Nigra* (Schwarzpappel) lesen wir:

Die jungen Blätter sind ein vorzügliches Mittel für Packungen bei harten und schmerzhaften Schwellungen. Die Knospen dieser, als auch der Silberpappel riechen im Frühling sehr angenehm, und wenn man sie zwischen den Fingern zerreibt, geben sie eine balsamartige, harzige Substanz ab, die, mit Weingeist extrahiert, wie Storax riecht. Eine Drachme (3,888 g Apothekergewicht) dieser Tinktur in Brühe wird bei inneren Geschwüren und Verletzungen verabreicht und soll hartnäckige Ausflüsse beseitigen, die von Darmverletzungen herrühren.

Eine andere interessante Anwendung wird unter dem Punkt *Populus Balsamifera* (Balsampappel) erwähnt:

Die Knospen dieses Baumes sind vom Herbst bis zum Treiben der Blätter mit einer Menge eines klebrigen, gelben Balsams bedeckt, der sich oft in Tropfen sammelt und als Medizin aus dem Baum herausgepreßt wird. Er löst sich in Weingeist auf, und die Bewohner Sibiriens bereiten aus diesen Knospen einen medizinischen Wein. Dieser Wein ist harntreibend und, wie sie glauben, nützlich bei Skorbut.

Hieraus kann man erkennen, daß der Gebrauch von Harzen zur Behandlung von Wunden und Entzündungen, oft in Verbindung mit Honig, üblich war, und nach dem römischen Schriftsteller Merula wurde Propolis von Ärzten sogar dann gekauft, wenn der Preis höher war als der von Wachs. Jahrhunderte später hat sich das Rad wohl um 360 Grad gedreht.

Drittes Kapitel

Das Leben der Bienen

Die Tätigkeiten im Bienenstock faszinieren in ihrer Genialität, und wie wir gesehen haben, spielt Propolis dabei eine bedeutende Rolle, sowohl unter einem konstruktionstechnischen als auch unter einem hygienischen Aspekt.

Wenn eine Königin mit ihrem Volk von einem neuen Stock Besitz ergreift, beginnen die Arbeiterinnen sofort damit, ihre Unterkünfte zu säubern und instand zu setzen. Die Propolis-Sammlerinnen brechen auf, ihr Baumaterial zu sammeln, und fangen dann mit der komplizierten Arbeit an, damit jeden Riß und jedes winzige Loch abzudichten. Während sie mit dieser Hausarbeit en miniature beschäftigt sind, hängen sich andere Bienen von oben herab zu einem festen Vorhang zusammen, der sogenannten Bautraube, und schwitzen aus ihren Wachsdrüsen das Wachs für die Wabe aus. Sie wird aus sechseckigen Zellen gebildet und von oben nach unten gebaut. Die Zellen sind so unglaublich regelmäßig, daß man sogar einmal ihre Verwendung als Maßeinheit angeregt hat!

In diese kunstvoll gestalteten Zellen legt die Königin ihre Eier, wobei sie die erstaunliche Menge von mehr als 3000 Eier pro Tag erreichen kann. Einige werden in die größeren Wabenzellen, die Weiselzellen, gelegt, die mit Gelée royale versorgt werden. Gelée royale, ein von den Arbeitsbienen produziertes Drüsensekret, ist ein hochkonzentrierter Futtersaft, und obwohl alle Maden im Stock während der ersten drei Lebenstage damit gefüttert werden, werden nur die potentiellen Königinnen auch weiter mit dieser Kost versorgt. Die Arbeitsbienen, die sich aus den befruchteten Eiern der kleineren Zellen entwickeln, und die Drohnen, die aus unbefruchteten Eiern entstehen, werden dann von Ammenbienen mit Pollen und Honig ernährt. Während ihres Legemarathons wird die Königin von ihrer Dienerschaft gefüttert und gesäubert, und Arbeitsbienen fliegen aus, um Nektar und Pollen zur Einlagerung in den Zellen zu suchen.

Die Biene schlüpft
Die Larve verbringt mehr als drei Wochen in ihrer Zelle, schlüpft dann aus ihrer Verpuppung und ernährt sich zum ersten Mal selbst, indem sie sich ihren Weg nach draußen durch das Pollengemisch und den Wachsdeckel, der ihre Zelle verschließt, frißt. Arbeitsbienen beteiligen sich unverzüglich instinktiv an der »Hausarbeit« des Stockes, sammeln Nektar, Pollen oder Propolis und helfen beim Putzen, Füttern und bei Reparaturarbeiten. Die Drohnen sind faul und müssen gefüttert werden. Ihr einziger Lebenszweck besteht darin, auszufliegen und die jungen Königinnen anderer Stöcke zu begatten. Nach diesem Hochzeitsflug sterben sie – diejenigen, die am Ende der Paarungszeit noch am Leben sind, werden von den Arbeiterinnen beseitigt.

Die neugeborenen Königinnen sind alle potentielle Rivalinnen der gegenwärtigen Königin. Wenn eine junge Königin den alten Stock übernimmt, verläßt ihn die alte zusammen mit einem Schwarm Arbeiterinnen. Verlassen zwei junge Königinnen ihre Zellen gleichzeitig, bekämpfen sie sich auf Leben und Tod, da es nur eine Regentin im Stock geben kann. Um die herrschende Königin eines Stockes kümmern sich die Mitbewohnerinnen so lange, bis sie nicht länger fähig ist, eine regelmäßige Legeleistung zu erbringen. Wenn ihre Kraft nachläßt, ist sie zum Tode verurteilt.

Die Arbeit im Stock
Die Welt der Biene stellt also eine mikrokosmische Zivilisation dar. Arbeitsbienen suchen nach Nahrung und Propolis, füttern die Embryos und pflegen die Königin und verfügen sogar über eine Methode, die Luft im Stock zu kühlen, indem sie rasch mit den Flügeln fächeln. Sie putzen den Stock, wobei sie jeden Fremdkörper entfernen, aber alles, was zu groß ist, um es wegzutragen, wird hygienisch mit Propolis abgedichtet. Mäuse zum Beispiel geraten gelegentlich in einen Stock. Die Bienen können sie zwar zu Tode stechen, aber nicht den Kadaver beseitigen. Daher überziehen sie ihn mit einer Haut aus Propolis, die für Bakterien undurchlässig ist, und so wird ihre Umgebung nicht verseucht. Während der langen Wintermonate, wenn die Bienen sich zu einer Traube zusammenballen, um sich zu wärmen, schützt sie diese Reinlichkeit vor Infektionen.

Vor der Wiederentdeckung der medizinischen Eigenschaften der Propolis waren den meisten Imkern die Hygienegewohnheiten der Bienen lästig. Eine Geschichte erzählt von einem unternehmungslustigen Imker, der eine geniale Holzrahmenkonstruktion erfand, mit der er das Honigsammeln fördern wollte. Sein ganzer Einfallsreichtum wurde jedoch durch die Bienen zunichte gemacht, die einfach alle Verbindungsstellen des Rahmengebildes mit Propolis verklebten! Aus der Sicht der Bienenzüchter war Propolis auch ein Stoff, der das Wachs verunreinigte und verdarb, weil es verkohlte und klumpig wurde, wenn man es für Kerzen verwendete. Wenn der Händler das Wachs des Imkers prüfte und es sehr viel Propolis enthielt, mußte er einen geringeren Preis akzeptieren.

Heute jedoch gilt Propolis als ein wertvolles Gut, denn bei gleichem Gewicht ist Propolis der teuerste Bienenartikel.

Das Sammeln der Propolis

Obwohl man leicht sehen kann, wie die Biene Propolis im Stock verwendet, ist das faktische Sammeln des Stoffes erst vor kurzem im einzelnen untersucht worden. Die Tätigkeiten der Bienen sind gründlicher dokumentiert worden als die anderer Insekten. Allmählich hat man die Bereiche, über die Unklarheit herrschte, erforscht und Geheimnisse aufgedeckt – von der Fortpflanzung der Biene, die die Alten vor ein Rätsel stellte, bis hin zu den Paarungsflügen; man hat sogar entdeckt, welche Farben die Bienen unterscheiden können. Da Propolis aus den Baumkronen geholt wird, hat sich das Sammeln dieses Stoffes als die Tätigkeit herausgestellt, die am schwersten zu beobachten ist.

Einige der genauesten Informationen, über die wir heute verfügen, verdanken wir der Ausdauer und der Findigkeit der deutschen Wissenschaftlerin Waltraud Meyer vom Zoologischen Institut der Freien Universität Berlin, die ihre Beobachtungen an künstlichen Propolisquellen machte. Sie entnahm dem Stock etwas Propolis und stellte sie in einer Schale an einen ausgewählten Platz, der ihr ausgezeichnete Gelegenheit bot, die Bienen bei der Arbeit eingehend zu studieren. Sie konnte auf diese Weise nicht genau die natürlichen Bedingungen kopieren, da die Propolis des Stockes härter war als der zähe, klebrige Belag der Baumknospen, aber sie konnte zumindest die Methode der Bienen erforschen.

Unter Naturbedingungen beginnt die Sammeltätigkeit Ende Juni, steigert sich zu besonderer Aktivität im Spätsommer und Herbst und endet im Oktober oder November, wenn es zu kalt wird.

An heißen Tagen sind die Bienen besonders fleißig, wenn Sonnenwärme die Rohpropolis leichter bearbeitbar macht: Sie wird weicher und bricht besser. Wie Frau Meyer herausfand, fliegen die Bienen gelegentlich auch bei windigem, nassem und kaltem Wetter aus, also bei ungünstigen Bedingungen.

Das Eintragen in den Stock
Anscheinend verfügen die Bienen über zwei Möglichkeiten des Propolistransportes zum Stock, die von der zurückzulegenden Strecke abzuhängen scheinen. Wenn sie weit entfernt gesammelt wird, wird die Ladung als sogenannte Kittharzhöschen in die Körbchen verpackt. Stellte Frau Meyer sie aber auf das Anflugbrett des Stockes, so wurde sie mit den Mandibeln gegriffen und in kleinen Bröckchen hineingetragen. Sie machte noch eine interessante Einzelbeobachtung: Bestand ein Spalt von nur 1,5 cm zwischen Propolisquelle und Anflugbrett, dann verpackten die Bienen die Propolis noch in ihren Körbchen.

Frau Meyer konnte die außerordentlich geschickte Art und Weise, in der die Bienen ihre zähe und klebrige Last handhaben und transportieren, in einzelne Schritte zerlegen. Ist die Propolis hart, wird sie abgebissen, ist sie aber weich, wie an einem heißen Tag, so packt die Biene sie mit den Mandibeln, bewegt dann ihren Kopf rückwärts und zieht die Masse zu einem langen Faden aus, der schließlich abbricht. Die zwei Vorderbeine greifen nach vorne, um das Bröckchen durchzukneten und zu formen, nachdem sie es von den Mandibeln genommen haben. Es wird dann mit komplizierten Bewegungen eines der Mittelbeine weitergereicht zu dem Körbchen an derselben Seite. Während sie so beschäftigt ist, tastet die Biene schon wieder mit ihren Fühlern nach weiterer Propolis.

Die Verwendung der Propolis
Sobald sie wieder im Stock angelangt ist, wartet die Biene in der Nähe der Stelle, wo gerade verkittet wird, während andere Bie-

nen kommen und die Propolisladung Stück für Stück abnehmen und dorthin absetzen, wo sie benötigt wird. Frau Meyer protokollierte, daß eine Propolis-Sammlerin zwischen einer und mehreren Stunden brauchte, bis sie auf diese Art und Weise ihre Ladung los wurde.

Die auffällige Glätte der verkitteten Stellen wird nicht durch Polieren erreicht, sondern einfach durch stetes Abbeißen unebener Teilchen.

Frau Meyer machte auch Beobachtungen über die Arbeitsaufteilung der Bienen und entdeckte, daß zwei Gruppen mit Kittarbeiten beschäftigt waren. Da gab es die kittenden Bienen, die diese Arbeit strikt beibehielten, und »Gelegenheitsarbeiter«, die überall dort halfen, wo sie gebraucht wurden. Die Markierung einzelner Bienen ließ sie zu dem Schluß kommen, daß nicht alle kittenden Bienen Propolis sammeln, obwohl alle Propolis-Sammlerinnen Kittarbeiten erledigen, was gewöhnlich später am Tag durchgeführt wird.

Sie entdeckte außerdem, daß die Sammelbienen leicht dahin gebracht werden konnten, Honig oder Zuckersirup zu sammeln, wenn ein Behälter damit auf oder in die Nähe der Propolis gestellt wurde. Die Biene näherte sich, um Propolis zu holen, fand den Sirup und nahm ihn statt dessen mit zurück. Erschien sie dann, um die nächste Ladung einzutragen, so flog sie geradewegs zum Sirup und ignorierte die Propolis gänzlich. Wurde der Sirup nach mehreren Flügen entfernt, so suchte die Biene fünf bis zehn Minuten danach und nahm dann ihre reguläre Sammeltätigkeit wieder auf. Dieses Verhalten wurde bei 26 Bienen beobachtet, die alle auf die gleiche Weise reagierten, und veranlaßte Frau Meyer dazu, sich zu fragen, ob Propolis nur deshalb im Spätsommer und Herbst gesammelt wird, weil da so wenig Nektar zu finden ist.

Viertes Kapitel

Anwendungen im medizinischen Bereich

Obwohl ihre medizinische Verwendbarkeit lange Zeit verhältnismäßig unbekannt geblieben war, wurde Propolis noch während des Burenkrieges bei verzögerter Wundheilung und in Rußland sogar während des Zweiten Weltkrieges angewendet. Nach 1945 schenkte man im Westen dem Studium der natürlichen Heilmittel nur wenig Beachtung, da die Forschungsgelder auf die Entwicklung der chemisch synthetisierten Medikamente konzentriert wurden. In der UdSSR wird diesem Gegenstand dagegen eine weitaus größere Bedeutung beigemessen als im Westen. Man hat dort umfassende Untersuchungen durchgeführt, um die Eigenschaften der Propolis zu erforschen. Zuweilen gelangen unabhängig voneinander arbeitende Forscher, die zudem nicht in gegenseitigem Gedankenaustausch stehen, gleichzeitig zu ähnlichen Überzeugungen, und so lebte das Interesse an Propolis im Westen in den fünfziger Jahren wieder auf.

Die Forschung und ihre Ergebnisse
Die bedeutendsten europäischen Entdeckungen über Propolis erfolgten fast zufällig und haben ihren Niederschlag in der Dissertation von Dr. Lavie gefunden.

»Das Studium der Antibiotika der Bienen (*Apis mellifica l.*) entstand zufällig«, schrieb er. »Einige frisch getötete Bienen wurden ohne aseptische Vorkehrungen in ein flüssiges Nährmedium gelegt. Dennoch kam es zu keinem bakteriellen Wachstum.«

Es war daher offensichtlich, daß die Biene mit einer ungewöhnlich wirksamen Waffe in Gestalt eines natürlichen Antibiotikums ausgestattet ist. Eine ganze Reihe weiterer Experimente folgte in dem Versuch, diese Substanz zu identifizieren, doch erforschte Dr. Lavie eher die natürliche biochemische Abwehr der Insekten, als daß er nach einem neuen Antibiotikum suchte. Schon White hatte im Jahr 1900 festgestellt, daß der Stoff, den man in Bienenstöcken fand, ungewöhnlich frei von Bakterien war und daß Honig und Bienenlarven immer steril waren. Aber Flemings Entdeckung der Antibiotika sollte noch kommen, und so machte die Arbeit zu diesem Zeitpunkt keinen weiteren Fortschritt.

Durch Lavies Experimente konnten in der Biene und ihrer Umgebung mindestens sieben verschiedene Antibiotika festgestellt werden. Das erste war das, welches zuerst seine Aufmerksamkeit erregt hatte, eine Substanz, die aus dem Körper der Biene selbst stammte. Die anderen wurden in den Drüsensekreten der Arbeiterbienen, in Wachs, Pollen, Honig, Gelée royale und Propolis gefunden.

Die Wirksamkeit des Propolis-Antibiotikums

Wenn der in den Experimenten verwendete antibiotische Propolisextrakt sowohl in alkoholischer als auch in wäßriger Lösung zubereitet wurde, war der alkoholische Extrakt, wie schon erwähnt, aktiver als der wäßrige. Die Wirksamkeit des Propolis-Antibiotikums gegen verschiedene Bakterienarten wurde mit der Wirksamkeit der Antibiotika verglichen, die aus anderen Produkten des Bienenstockes entnommen wurden. Das Propolispräparat wies eine »interessante Aktivität gegenüber *B. subtilis* (Caron.), *B. Alvei* und *Proteus vulgaris* auf, war weniger wirksam gegenüber *Salmonella pullorum*, *Salmonella gallinarum*, S. Typ Dublin, *Escherichia coli*, B. und sporenbildenden Bazillen.«

Nicht aktiv war es gegenüber vier Stämmen von *Escherichia coli* und *Pseudomonas pyocyanea*. Von den getesteten Substanzen war Propolis die einzige, bei der auch pilztötende Eigenschaften nachgewiesen werden konnten.

Lavie interessierte sich für die Tatsache, daß die Propolisproben nicht alle eine konstante antibiotische Wirksamkeit aufwiesen, und nahm an, dieses könnte dadurch erklärt werden, daß die Proben oft aus verschiedenen Quellen stammten. Er unterschied zwischen der Propolis, die von der Außenseite der Knospen oder der Bäume gewonnen wird, und der, die von den Bienen aus den harzigen Substanzen des Pollens hergestellt wird. Da Pappeln die bedeutendsten Propolisquellen darstellen, verweist Lavie auf die Substanz Chrysin, die sowohl in der Propolis als auch in den Pappelknospen selbst, zusammen mit den Blättern und anderen grünen Teilen der Bäume, vorkommt. Er stellte aus den Knospen Extrakte her und erkannte, daß deren antibiotische Wirkung fast mit der desjenigen Extraktes identisch war, der aus der Propolis gewonnen wurde, als diese an sieben verschiedenen Bakterienarten erprobt wurde. Extrakte, die von anderen Bäumen stammten, brachten sehr unterschiedliche Ergebnisse. Keiner war so wirksam wie der Extrakt der Schwarzpappel. Es überrascht deshalb nicht, daß an Propolis immer im Zusammenhang mit Pappeln gedacht wird.

Nachweis in der Praxis
Laborversuche haben offensichtlich weniger Bedeutung für den Laien als wirklichkeitsnahe Demonstrationen. Es gibt jedoch Aufzeichnungen von praxisbezogenen Versuchen mit Propolis, die von Interesse sind. Zum Beispiel kann Propolis auf dieselbe Weise, wie sie schädliche Bakterien tötet, auch Wachstum in Form pflanzlichen Keimens hemmen. Gonnet entdeckte, daß

Kartoffelknollen, die in besetzte Stöcke gelegt worden waren, nicht keimten. Von den Bienen waren Substanzen auf den Knollen abgelagert worden, die das Pflanzenwachstum verhinderten. Als der Überzug hinlänglich dick war, wurden die Knollen aus dem Stock genommen. Die Wachstumshemmung erwies sich als dauerhaft. Von allen Produkten des Bienenstockes hatte nur Propolis diesen Effekt.

Rumänische Wissenschaftler erkannten ferner, daß Alkoholextrakte aus Propolis in einer Verdünnung von 1:10 das Keimen von Hanfsamen unterbanden. Ein noch praxisbezogeneres Beispiel wird von Kivalkina angeführt, nämlich die Tatsache, daß in Propolis eingebettete Fleischstücke vor dem Verderb geschützt sind, da alle Mikroben, die eine Fäulnis verursachen könnten, abgetötet sind – das Fleisch behält folglich seine Farbe, seinen Geruch und seine Beschaffenheit über einen langen Zeitraum.

Anwendungen im medizinischen Bereich
Soweit sie unmittelbare medizinische Anwendungsweisen betreffen, sind Berichte aus der ganzen Welt gesammelt worden. Einige der interessantesten fasse ich hier zusammen.

Mund- und Rachenentzündungen
Dr. Maximillian Kern von der Klinik in Ljubljana, Jugoslawien, kam in Fällen von Entzündungen der Mund- und Rachenschleimhäute zu sehr guten Ergebnissen, als er solchen Patienten Propolisbonbons zum Kauen gab. In Fällen einer akuten Entzündung waren fast alle Patienten schon sechs bis sieben Stunden nach Beginn der Behandlung fieberfrei und hatten keine Schmerzen beim Schlucken. Seine Methode bestand darin, in Abständen von zwei Stunden ein Propolisbonbon im Mund auflösen zu lassen, bis die Temperatur auf einen Normalwert zurückgegangen

und das Schlucken schmerzfrei war. Sogar Patienten mit chronischen Mund- und Zahnfleischentzündungen erklärten, sie hätten am nächsten Tag kaum noch etwas gespürt.

Mundgeruch
Dr. Kern fügt hinzu, Propolis sei auch Patienten gereicht worden, die an schlechtem Atem litten, und die Symptome seien nach wenigen Tagen völlig verschwunden gewesen. Nach zwei Monaten habe er nochmals alle Patienten überprüft, habe aber keinen Rückfall feststellen können. Es sei auch keine nachteilige Reaktion auf Propolis aufgetreten, wie es bei den meisten Antibiotika der Fall sei.

Mandelentzündung
Ebenfalls aus Ljubljana kommt der Fallbericht einer schweren und hartnäckigen Mandelentzündung bei einem vierjährigen Mädchen, der Tochter eines Zahnarztes. Das Kind war schon einige Zeit krank gewesen. Als es vom Arzt untersucht wurde, hatte es eine Temperatur von 39,7°C, war schläfrig und verweigerte das Essen. Der Arzt verschrieb ihm eine Propolistinktur, die mit einem Zuckerstückchen leicht gelutscht werden konnte. Nach der zweiten Dosis schlief das Kind gut, seine Temperatur war auf 37,6°C gesunken und sein Appetit zurückgekehrt. Spätere Untersuchungen durch einen HNO-Facharzt ergaben, daß die Mandeln entzündungsfrei waren.

Magengeschwüre
Über Geschwüre wird in Propolisberichten aus der ganzen Welt viel geschrieben. Dr. F. K. Feiks vom Krankenhaus in Klosterneuburg, Österreich, verwendete Propolis sowohl bei der Behandlung stationärer als auch ambulanter Patienten. Fünfzehn

ambulante Patienten mit nachgewiesenem Geschwür wurden ausschließlich mit einer Propolistinktur behandelt. Nur ein Fall erforderte hinterher eine stationäre Behandlung; die anderen vierzehn blieben daheim, und die Geschwüre heilten. Vergleichsweise wurden weitere siebzehn ambulante Patienten mit herkömmlichen Medikamenten behandelt. Von diesen mußten elf später in die Klinik eingeliefert werden, da die Geschwüre ernste Beschwerden verursachten bzw. über eine lange Zeit nicht geheilt werden konnten.

Dr. Feiks wendete eine Propolistinktur als Zusatztherapie bei 108 stationären Patienten aus einer Gruppe von insgesamt 294 an. Die übrigen 186 dienten als Kontrollgruppe. Nach zwei Wochen waren mehr als 90 Prozent der Propolispatienten ohne Beschwerden gegenüber 55 Prozent der Kontrollpatienten. Außerdem wurde die Zahl der notwendigen Operationen während der Dauer des Krankenhausaufenthaltes um ein Drittel gesenkt. Aufgrund einer mindestens zwei Jahre dauernden Beobachtung von Patienten betont Dr. Feiks, Rückfälle seien in beiden Gruppen gleich häufig gewesen. Während akute Komplikationen gemildert worden seien, habe ein chronisches Geschwür die Tendenz gezeigt zu verbleiben. Dr. Feiks erwägt, daß die Beobachtung über einen langen Zeitraum fortgesetzt werden müßte, um feststellen zu können, ob durch eine wiederholte, vorbeugende Behandlung in kritischen Zeiten eine Heilung erreicht werden könnte. Er führt ein Beispiel an, das Anlaß zur Hoffnung gibt – das Beispiel einer einundachtzigjährigen Frau, die seit zwölf Jahren ein chronisches Magengeschwür gehabt hatte. Sie war wegen ihres Herzens nicht operiert worden. Jährliche Röntgenkontrollen hatten das Geschwür stets unverändert gezeigt. Sie wurde sechs Wochen lang ambulant behandelt, wobei nur eine Propolistinktur angewendet wurde. Die nachfolgende Röntgenuntersuchung ergab, daß das Geschwür verheilt war. Es trat auch später nicht wieder auf, und als die Patientin im Alter von 85 Jahren an einem Schlaganfall starb, war bei der Obduktion nur die Narbe zu sehen.

Aus Jugoslawien wird von einem fünfzigjährigen Mechaniker berichtet, einem starken Raucher, der an Magengeschwüren litt. Er hatte nach jeder Mahlzeit heftige Schmerzen, und um diese zu vermeiden, aß er immer weniger. Das Ergebnis war ein erheblicher Gewichtsverlust, der zu Schwäche und verminderter Leistungsfähigkeit bei seiner Arbeit führte. Ihm wurde empfohlen, Propoliskapseln zu versuchen, die er dreimal täglich eine halbe Stunde vor dem Essen einnehmen sollte. Vom ersten Tag an war er beschwerdefrei. Bald entdeckte er, daß er bei fortgesetzter Einnahme der Kapseln alles essen konnte, und gewann allmählich sein Gewicht wieder.

Verbrennungen
Demecky empfahl 1958 in der UdSSR Propolissalbe für Verbrennungen zweiten Grades. Ihre Wirksamkeit bestand offenbar in dem Tanningehalt der Propolis, der Keimfreiheit der Wundenoberfläche und dem lindernden Verbandwechsel. Die anästhesierenden Eigenschaften der Propolis sind im Fall von Verbrennungen ebenfalls wertvoll. Überdies wird eine Heilung ohne entstellende Narben bewirkt.

Dermatologie
Nachfolgend ist eine größere Anzahl leichter, aber auch ernster Hautleiden zusammengefaßt, von denen vielleicht ein hoher Anteil durch die Anwendung von Propolis gebessert werden kann.

Aus Österreich kommen Berichte von eindrucksvollen Ergebnissen bei der Behandlung von Aknefällen. Dr. Edith Lauda erprobte eine Propolistinktur und Propolissalben an neunundfünfzig Patienten, die seit mehreren Jahren an Akne verschiedener Schweregrade gelitten hatten und bisher vergeblich behandelt worden waren. Diese früheren Therapien hatten neben der Einnahme von Antibiotika auch die äußerliche Applikation von Cortison und anderen Salben umfaßt. Die behandelten Hauterkrankungen erstreckten sich von einfacher *Acne comedonica* zu *Acne pustulosa* und *Acne conglobata*.

Dr. Lauda berichtet, daß fünfundzwanzig Fälle von *Acne simplex* innerhalb einer Woche durch Selbstbehandlung mit Propolistinktur und -salbe vollständig geheilt worden seien. Fünfunddreißig Fälle von *Acne simplex* verbunden mit *Acne pustulosa* seien in drei Wochen durch Selbstbehandlung und nur drei wöchentliche Behandlungen in der Klinik geheilt worden.

Zu einem der wichtigsten Ergebnisse zählt die dramatische Verbesserung des Krankheitszustandes einer Frau, die dreißig Jahre lang erfolglos gegen *Acne conglobata* am Kinn behandelt worden war. Nach zwei Behandlungen in der Klinik waren die durchsetzten Kinnpartien frei von Entzündung und nur kleine Reste der Akne sichtbar. Eine andere Frau, vierzig Jahre alt, litt an *Acne pustulosa,* die ihr ganzes Gesicht bedeckte, und hatte erfolglos jede verfügbare Therapie versucht. Auch hier wurde die Akne mit Tinktur und Salbe zum Verschwinden gebracht. Dr. Lauda betont, daß die Anwendung von Propolis keine Gefahr für den Organismus darstelle. Innere Befunde, insbesondere die Eierstöcke und den Magen-Darm-Trakt betreffend, seien neutral gewesen. Organische oder neurovegetative Störungen irgendeiner Art seien nicht festgestellt worden.

Ein Bericht aus der UdSSR erwähnt, daß es in Fällen von Neurodermitis und trockenen Ekzemen zu einem Nachlassen oder zu vollständigem Stillstand des Juckreizes gekommen sei, nachdem man zweimal täglich einen Verband aus Lanolin, Vaselin und Propolissalbe angelegt habe, und schließlich sei eine vollständige Heilung der Krankheit erfolgt. Der Bericht fügt jedoch hinzu, daß nässende Ekzeme durch die Propolissalbe verschlimmert worden seien. Sie habe bei Streptokokkendermatitis, nicht aber bei Staphylokokkendermatitis heilend gewirkt.

Verzögerte Wundheilung
Man hat erkannt, daß Propolis eine stimulierende Wirkung auf den Regenerationsprozeß der Haut ausübt, da sie die Wundgranulation fördert, und man glaubt, daß sie antiphlogistische, d. h. entzündungshemmende, oder kühlende Eigenschaften besitzt. In eine Salbe mit Vaselin gemischt, ist Propolis bei schlecht verheilenden Kriegsverletzungen mit Erfolg angewendet worden; andere geeignete Grundlagen enthalten Lanolin und Sonnenblumenöl. Propolis hat sich als besonders brauchbar für die Nachbehandlung von Amputationen erwiesen.

Aus Jugoslawien wird der Fall eines vierundfünfzigjährigen Bergarbeiters gemeldet, dessen rechtes Ohr nach der Entdeckung einer bösartigen Geschwulst amputiert worden war. Die Operation war gut verlaufen, aber der Patient bat darum, man möge ihn aus kosmetischen Gründen mit einem künstlichen Ohr versorgen. Die Prothese wurde ihm später bei einem Unfall abgerissen, und die sich daraus ergebende Wunde infizierte sich. Da dieser Bereich früher einer starken Bestrahlung unterzogen worden war, mußte das Krankenhaus eine Hauttransplantation durchführen, aber nach wenigen Tagen begann die Wunde zu eitern. Der Patient konnte zwar nach Hause gehen, mußte aber regelmäßig zum Säubern der Wunde in die Klinik zurückkehren. Nach einem Jahr schien es unwahrscheinlich, daß die neue Haut jemals anwachsen würde.

Später suchte der Mann wegen einer Entzündung im Gehörgang einen Ohrenfacharzt auf. Nachdem dieser die Geschichte des Patienten gehört hatte, reinigte er die Wunde am Ohr und behandelte sie mit Lanolin und Propolis. Er setzte diese Behandlung zweimal wöchentlich fort, und als die Heilung begann, ersetzte er diese Behandlung durch die Applikation einer Propolistinktur mit einem Mullverband, um das Trocknen der Wunde zu fördern. Während der Behandlung gab es kein Anzeichen einer Infektion oder Eiterbildung. Der hautlose Bereich wurde immer kleiner, bis er nach zwei Monaten vollkommen sauber abgeheilt war und eine normale Farbe zeigte.

Ohrinfektionen
Es liegen viele Berichte von positiven Wirkungen der Propolis auf den Gehörgang vor. Bei einer vierzigjährigen Frau, einer Diabetikerin, waren Ekzeme und Entzündungen in beiden Gehörgängen festgestellt worden. Eine Behandlung mit Cortison zeigte zwar Erfolge, doch traten die Symptome nach Beendigung der Behandlung wieder auf. Der Otologe änderte die Behandlung, indem er jeden zweiten Tag eine Propolissalbe anwendete. Die Heilung setzte nach einer Woche ein, die Reizung in den Ohren schwächte sich ab, die Hautoberfläche verlor ihr schuppiges Aussehen und gewann an Farbe. Das Hörvermögen der Patientin verbesserte sich ebenfalls. Es ist allgemein bekannt, daß Diabetiker besonders empfänglich für Infektionen sind, und häufig treten Eiterungen zusammen mit Hautverletzungen auf. Die schnelle Heilung war deshalb um so bemerkenswerter.

Außer bei Entzündungen dieser Art ist Propolis – vor allem in Rußland – auch dazu verwendet worden, einige Arten von Hörfehlern zu behandeln. Eine dreißig- bis vierzigprozentige alkoholische Propolistinktur wurde im Verhältnis 1:4 mit Oliven- oder

Mandelöl gemischt, um eine cremige Emulsion zu bekommen. Patienten mit verschiedenen Ohrenleiden und Hörstörungen wurden mit einem Gazepfropf behandelt, der mit der Emulsion durchtränkt und in den Gehörgang eingeführt wurde. Bei Erwachsenen wurde der Pfropf zwischen 36 und 38 Stunden im Ohr belassen und die Behandlung zehn- bis zwölfmal wiederholt. Von 382 so behandelten Patienten zeigten 314 ein verbessertes Hörvermögen. Weniger Patienten als zuvor vermeldeten nach der Behandlung Ohrensausen.

Anästhesierende Wirkungen der Propolis
In Rußland bewies Prokopivic 1955 die anästhesierende Natur der Propolislösung durch Versuche an der Hornhaut von Kaninchen. Eine fünfundzwanzigprozentige Propolislösung war dreieinhalbmal wirksamer als ein entsprechendes Kokainpräparat und zweiundfünfzigmal wirksamer als ein Novocainpräparat derselben Konzentration. Man hält sie für ein geeignetes Anästhetikum bei einigen Nasenoperationen, besonders wenn der Patient abträglich auf andere Narkotika reagiert. Auch wird sie in der zahnärztlichen Praxis gebraucht, sowie bei kleineren operativen Eingriffen zur Betäubung des Zahnfleisches und der Mundschleimhäute. 1973 wurde aus Rußland berichtet, ein neues Narkosepräparat sei entwickelt worden, bei dem man eine Mischung von Novocain und Propolis verwendet habe.

Seit 1953 ist das folgende Präparat in den Zahnarztpraxen der UdSSR gebräuchlich: Man läßt eine zwei- bis vierprozentige alkoholische Propolislösung (40 Gramm trockene Propolis in 100 Millilitern siebzigprozentigen Alkohols) stehen, schüttelt sie gelegentlich und filtert sie dann durch dichte Gaze.

Andere Indikationen

Die Verwendungsarten der Propolis bewegen sich zwischen der Behandlung von Hühneraugen – seit langem in der Volksmedizin bekannt – bis zu gegenwärtigen Berichten über ihre Wirkung als Strahlenschutz. Man hat sie erfolgreich nach Mandeloperationen zum Blutstillen eingesetzt, wobei ihr ihre klebrige Beschaffenheit die Wirkung eines Firnisses auf der Operationswunde verlieh. Sie ist auch in Form von Augentropfen verwendet worden, um intraokulären Druck zu verringern. Ein sowjetischer Arzt schildert die erfolgreiche Behandlung einer Gelenktuberkulose mit lokalen Salbenapplikationen und einem einzunehmenden Butter-Propolis-Extrakt. Auch reagieren einige Arten der Grippe günstig auf die Behandlung mit Propolis.

Propolis-Allergie

Obwohl Propolis ein natürliches und harmloses Mittel ist, das wie die meisten Stoffe von großem Nutzen sein kann, ist eine kleine Anzahl von Menschen dagegen allergisch. Es versteht sich von selbst, daß jeder die Behandlung sofort abbrechen sollte, der nach dem Gebrauch von Propolis einen oralen oder äußeren Ausschlag bekommt. Es überrascht nicht, daß die wenigen genau verzeichneten Fälle Imker betreffen, die während der Sommermonate in ständigen Kontakt mit dieser Substanz kommen. 1957 wurde von der Edinburgher Hautklinik, dem Department of Dermatology, Royal Infirmary, ein Aufsatz mit dem Titel »Kontakt-Dermatitis bei Bienenzüchtern, verursacht durch Propolis« veröffentlicht.

Der Bericht schätzt, daß möglicherweise 0,05 Prozent der britischen Imker betroffen sein könnten. Typisch ist die Fallgeschichte eines zweiundsechzigjährigen Mannes, der seit dreißig Jahren Bienen gezüchtet hatte. Während der vorausgegangenen

Jahre hatte ihn nach der Arbeit im Bienenhaus ein juckender Ausschlag am Kinn, am Hals, im Gesicht, an den Händen und Handgelenken befallen. Die Anfälle dauerten ein bis zwei Wochen und waren ernst genug, ihn von der Arbeit abzuhalten. Der Ausschlag trat nur dann auf, wenn er mit den Bienen, Waben oder Rahmen umging. In der Nähe der Stöcke standen außer einer Reihe Pappeln einige Weiden und Fichten, die die Bienen sicher wegen der Propolis aufgesucht hatten. Im Krankenhaus wurde eine Einreibprobe mit der eigenen Propolis des Imkers durchgeführt, und diese Probe reagierte stark positiv.

Eine solche Probe wurde in der Folge von der Hautklinik immer dann gemacht, wenn man mit Imkern in Verbindung kam, die behaupteten, nach dem Umgang mit Propolis Ausschlag zu bekommen. Man sammelte ähnliche Fallgeschichten, und auffällig war an all diesen Fällen, daß in den Wintermonaten, in denen die Arbeit an den Stöcken ruhte, auch die Haut rein blieb.

Nebenbei bemerkt mögen Imker eine Silikon-Schutzcreme hilfreich finden, da sie verhindert, daß die Propolis beim Anfassen an der Haut hängenbleibt. Auch kann man sie dadurch leichter abwaschen.

Man hatte in früheren, aus anderen europäischen Ländern berichteten Fällen entdeckt, daß einige Patienten, die auf Propolis allergisch reagierten, auch gegenüber Pappelharzen, Harzen anderer Bäume und Peru-Balsam empfindlich waren. Die mögliche Ursache der Allergie wurde in den Zimtsäurederivaten vermutet, aber wie der Edinburgher Bericht feststellt, handelt es sich bei dem starken Allergen in der Propolis anscheinend nicht um eines der zum Berichtzeitpunkt getesteten Zimtderivate. Der Autor jener Abhandlung bemerkt, es gebe auf den Britischen Inseln weit mehr Pappeln, als man sich gemeinhin vorstelle. In manchen Fällen sei die Allergisierung eines Imkers nach dreißig oder vierzig Jahren der erst unlängst erfolgten Anpflanzung von Pappeln innerhalb des drei bis fünf Kilometer umfassenden Flugbereichs der Bienen zuzuschreiben gewesen.

Fünftes Kapitel

Anwendungsmöglichkeiten der Propolis

Propolis ist, wie wir gesehen haben, ein altes Heilmittel, das sich noch einmal Anerkennung erwirbt. Da vielleicht Unkenntnis über seine medizinischen Anwendungsbereiche und Dosierungen besteht, habe ich eine Anzahl Krankheiten aufgelistet, bei denen ich oder andere mit einer bestimmten Dosis gute Erfolge erzielt haben.

Wenn hier ein spezielles Leiden nicht erwähnt wird, heißt das nicht notwendigerweise, daß Propolis nicht für seine Behandlung verwendet werden kann. Aber man hat seit Beginn der jüngsten Forschungen noch nicht die Zeit gefunden, für jede einzelne Krankheit eine Therapie zu entwickeln. Folglich ist es noch nicht möglich, alle Entdeckungen zu bestätigen. Zum Beispiel kann es gut sein, daß Propolis anscheinend in einigen Fällen von Rheumatismus keine Wirkung zeigt und in anderen Fällen doch, und obwohl sie sich bei der Behandlung einiger Formen von Arthritis als wertvoll erwiesen hat, folgt daraus nicht, daß sie in jedem Fall hilft.

In Skandinavien wird an der Frage gearbeitet, ob Propolis bei der Behandlung einiger Tumore wirksam ist, aber wiederum muß man die Ergebnisse erst abwarten. Dies zeigt jedoch, daß die ganze Zeit über klinische Prüfungen und Experimente durchgeführt werden, und wir werden damit fortfahren, immer mehr über Propolis zu lernen.

Präparate
Als erstes werde ich einige der Formen angeben, in denen Propo-

lis auf dem Markt ist. Bis vor kurzem waren nur *rohe Propolisstückchen* erhältlich, deren Geschmack aber nicht jedem zusagt. Inzwischen sind andere Möglichkeiten entwickelt worden, Propolis einzunehmen. Bei *Propolisbonbons* handelt es sich um schmackhafte Süßigkeiten, die bei Halsschmerzen und Husten sehr wirksam sind. *Propoliskapseln* sind harte Gelatinekapseln, die feingemahlene Propolis enthalten. Sie helfen bei Magen- und Darminfektionen.

Propoliscreme ist sowohl für trockene als auch für fettige Haut zu haben und ist natürlich zur äußeren Anwendung bestimmt. Wenn man die richtige Creme für die Hautbeschaffenheit wählt, kann man ausgezeichnete Ergebnisse erzielen. Propoliscreme kann außer als Medikament auch als kosmetisches Mittel bei Hautproblemen verwendet werden.

Des weiteren gibt es *Propolistinkturen* zur inneren und äußeren Anwendung: als Hauttonikum, als Gurgelmittel (vier bis fünf Tropfen in einem halben Glas warmen Wassers) und als Tropfen bei Racheninfektionen (einige Tropfen auf Zucker lutschen).

Propolis-Zahnpasta liegt ebenfalls vor und ist für diejenigen besonders zu empfehlen, die an Zahnfleischerkrankungen leiden. Sie sollte wie eine normale Zahncreme benutzt werden, ob nun eine Infektion vorliegt oder nicht. Die antiseptischen, antibakteriellen Eigenschaften der Propolis wirken sich nämlich dahingehend aus, daß die schädlichen Bakterien in den Zahnzwischenräumen abgetötet werden, und schützen auf diese Weise vor Zahnfleischerkrankungen.

Alle diese Produkte sind in Apotheken, Drogerien und Reformhäusern erhältlich.

Infektionen des Harntrakts
Nehmen Sie bei Infektionen der Niere, der Blase, der Prostata

und der Geschlechtsorgane während der ersten drei Tage 3 Gramm Propolis ein und danach etwa acht Tage lang 2 Gramm.

Infektionen des Verdauungstrakts
Von Infektionen des Verdauungsapparates weiß man, daß sie im oberen Bereich schnell durch das Kauen roher Propolis oder Propolisbonbons verschwinden, im Magen und Darm dagegen durch Propolis in Pulverform (Kapseln). Sie sollte ungefähr fünf Tage lang nach den Mahlzeiten in Dosen von 2 Gramm über den Tag verteilt eingenommen werden. Bei chronischen Infektionen dauert der Heilungsprozeß natürlich länger.

Spezielle Dosierungen
Propolis kann bei allen Krankheiten versucht werden, die durch Bakterien, Keime oder Viren verursacht werden. Ist bei akuten Fällen nicht innerhalb von drei Wochen ein positives Anzeichen zu sehen, dann kann man annehmen, daß die Behandlung nicht helfen wird. Bei chronischen Fällen kann es jedoch weitaus länger dauern. Hier sollte sich eine Kur deshalb über mindestens acht Wochen erstrecken.

Die folgende alphabetische Liste soll den Leser bei der richtigen Anwendung der Propolis beraten.

Abszeß
Tragen Sie eine *Propolistinktur* auf die befallenen Stellen auf.

Akne
Alle Formen der Akne sprechen auf Propolis-Behandlung an. Tragen Sie täglich eine *Propolistinktur* auf, bis die Krankheit abklingt. Man kann auch eine *Propoliscreme* als Hautschutz benutzen, wenn sich die Krankheit als langwierig herausstellt.

Blasenentzündung

Fälle von Blasenentzündungen haben sich nachhaltig gebessert, wenn dreimal täglich eine *Propoliskapsel* eingenommen wurde. Tatsächlich kann Propolis bei allen Erkrankungen des Harntraktes versucht werden.

Blutungen

Wegen ihrer klebrigen Beschaffenheit ist Propolis ein höchst brauchbares Mittel, um Blutungen zu stillen. Hierfür sollte eine *Propolistinktur* angewendet werden. Eine andere Möglichkeit besteht darin, *rohe Propolisstückchen* zu kauen und den Speichel auf die Wunde aufzutragen.

Ekzeme (nur trockene)

Propoliscreme kann, einmal täglich angewendet, bei dieser Ekzemart eine hervorragende Wirkung zeigen. Auch wird empfohlen, *Propoliskapseln* zu Beginn der Behandlung einige Tage lang zweimal täglich einzunehmen.

Propolis kann jedoch nässende Ekzeme verschlimmern und sollte deshalb nie für dieses Leiden benutzt werden.

Geschwüre

Äußere Anwendung: Tragen Sie *Propolistinktur* auf Stück Gaze auf und legen Sie es auf das Geschwür. Das dadurch verursachte Brennen kann durch die Verdünnung der Tinktur mit etwas kochendem Wasser gelindert werden. *Propoliscreme,* auf die Wundränder des Geschwürs gestrichen, wird zur Heilung beitragen.
Innere Anwendung: Propolis ist ein wertvolles Heilmittel für Magen- und Darmgeschwüre. Die beste Behandlung erfolgt durch *Propoliskapseln* – nehmen Sie dreimal täglich eine Kapsel dreißig Minuten vor dem Essen.

Mund: Pinseln Sie zwei- bis dreimal täglich eine *Propolistinktur* auf die befallene Stelle. Sie können auch *Propolisbonbons* anwenden.

Gürtelrose

Nehmen Sie zweimal täglich zwischen den Mahlzeiten eine *Propoliskapsel* ein, und tragen Sie vor dem Schlafengehen *Propoliscreme* auf die erkrankten Körperpartien auf. Diese Behandlung hat sich sogar bei jahrealten, chronischen Leiden als wirksam erwiesen, da sie den Juckreiz verschwinden läßt, der diese Krankheit so unangenehm macht.

Halsschmerzen

Wie ich schon früher in diesem Buch gesagt habe, kann Propolis bei diesen Beschwerden die erstaunlichsten Resultate erzielen. In vielen Fällen können zwei bis drei *Propolisbonbons* alle Symptome eines Halswehs beseitigen. Lutschen Sie ein Bonbon in Abständen von einer bis zu vier Stunden. Setzen Sie die Behandlung fort, bis Sie keine Schmerzen mehr haben.

Gurgeln mit einer Lösung aus vier bis fünf Tropfen einer *Propolistinktur* in einem halben Glas warmen Wassers lindert die Halsschmerzen ebenfalls erheblich.

Hühneraugen

Propoliscreme ist ein altbekanntes Heilmittel gegen Hühneraugen. Tragen Sie sie abends und morgens auf und bedecken Sie die Stelle mit einem kleinen Mullpolster.

Husten

Ein *Propolisbonbon* sollte so häufig wie erforderlich gelutscht werden. Es kann auch ab und zu *rohe Propolis* gekaut werden. In der Anfangs- und Endphase sollte ein Gurgelmittel angewendet werden: Stellen Sie es selbst her, indem Sie vier bis fünf Tropfen einer *Propolistinktur* in einem halben Glas warmen Wassers auflösen. Das Gurgelmittel kann auch geschluckt werden.

Mandelentzündung
Lutschen Sie dreimal täglich vier bis fünf Tropfen *Propolistinktur* auf einem Stück Zucker oder drei- bis viermal täglich ein *Propolisbonbon*.

Mundgeruch (Halitosis)
Lutschen Sie alle zwei bis drei Stunden bzw. nach Bedarf ein *Propolisbonbon*.

Schnittwunden
Bei Schnittwunden sollte immer eine *Propolistinktur* wegen ihrer antibakteriellen Eigenschaften aufgetragen werden, um die Infektionsgefahr zu verringern.

Schuppenflechte
Folgen Sie den Anweisungen für trockene Ekzeme. Es handelt sich hier um ein schwer zu behandelndes Leiden. Deshalb hat eine Fortsetzung der Behandlung wenig Sinn, wenn es nach einer Woche noch kein sichtbares Anzeichen einer Besserung gibt. In diesem Fall sollte zusätzlicher Rat gesucht werden.

Stirnhöhlenvereiterung
Wie bei allen Infektionen der Schleimhäute hat Propolis auch hier häufig eine gute Wirkung erbracht. Kauen Sie *Propolisbonbons* oder *rohe Propolis* so lange, wie es nötig ist.

Wunden (frische und schlecht heilende)
Eine *Propolistinktur* sollte auf die Wunden aufgetragen werden, und wenn sie heilen und austrocknen, kann eine *Propoliscreme* angewendet werden. Diabetiker sollten aufpassen, da bei ihnen häufig die Neigung zu Hautinfektionen besteht. Auch ist bekannt, daß ihre Wunden länger brauchen, um zu heilen.

Zähne
Wie schon erwähnt, hat *Propolis-Zahnpasta* eine heilende Wirkung auf das Zahnfleisch und trägt dazu bei, schädliche Bakterien zu vernichten. Sie hält auch die Zähne weiß und wird zum regelmäßigen Gebrauch empfohlen.

Zahnfleischerkrankungen (Zahnfleischentzündung u. a.)
Nehmen Sie ein *Propolisbonbon* drei- bis viermal täglich ein, oder kauen Sie ab und zu etwas *rohe Propolis*. Die Zähne sollten immer mit *Propolis-Zahnpasta* gereinigt werden.

Zahnschmerzen
Wegen ihrer anästhesierenden Wirkung kann Propolis im Bereich des schmerzenden Zahnes angewendet werden, bis der Zahnarzt aufgesucht werden kann. Gebrauchen Sie hierfür eine *Propolistinktur:* Geben Sie ein paar Tropfen auf einen Gazebausch und legen Sie ihn an die betroffene Stelle. Eine andere Möglichkeit besteht darin, *rohe Propolis* zu kauen, bis sie die Konsistenz von Kaugummi hat. Dann kleben Sie sie auf das Zahnfleisch um den Zahn.

Ein wichtiger Punkt soll an dieser Stelle noch einmal aufgegriffen werden:

Ein geringer Prozentsatz der Bevölkerung kann auf Propolis

nachteilig reagieren – sie sind dagegen allergisch. Diese Allergie tritt in Form eines Hautausschlages auf, der wieder verschwindet, sobald die Behandlung mit Propolis aufhört. Falls Sie bisher noch keine Propolis angewendet haben, sollten Sie daher besser prüfen, ob Sie zu dieser Kategorie gehören: Sie nehmen vor dem Zubettgehen eine sehr kleine Menge Propolis ein, und wenn die Haut rein bleibt, kann die Behandlung beginnen. Sind jedoch Anzeichen eines Ausschlags zu erkennen, ist Propolis nicht für Sie geeignet und sollte in keiner Form verwendet werden.

Aber Propolis kann und wird für viele Menschen von großem Nutzen sein. Ich hoffe, daß dieses Buch dazu beiträgt, die bemerkenswerten Kräfte dieses natürlichen Antibiotikums weithin bekanntzumachen.

Sachregister

Abspannung, 11
Abszeß, 47
Akne, 8, 37, 38, 47
Allergie (Propolis-), 42–44
Aminosäuren, 11, 14
Anämie, 11
Anästhetikum, 41
Arthritis, 11
Augentropfen (Propolis-), 42

Bienenstiche, 12
Biologische Komponenten, 14
Blasenentzündung, 48
Blutungen, 42, 48
Bonbons (Propolis-), 16, 34, 47–51
Creme (Propolis-), 16, 46–51
Darminfektionen, 47
Darmstörungen, 11
Depressionen, 11

Ekzeme, 40, 48
Entzündungen, 21, 24, 34, 35
Enzyme, 11

Flavanoide, 15, 16
Fette, 11, 14

Gelée royale, 11, 12, 25, 32
Geschwüre, 10, 23, 35–37, 48, 49
Gürtelrose, 49

Hämorrhagien, 16
Harnerkrankung, 21, 46, 47
Harze, 7, 13, 14, 21, 24
Hautleiden, 8, 37
Herzleiden, 11
Heuschnupfen, 10
Honig, 9, 19, 21, 32
Honigwabe, 10–12

Hormone, 11
Hühneraugen, 49
Husten, 8, 46, 49, 50

Infektionen, 21, 46, 47

Kapseln (Propolis-), 9, 16, 37, 46

Mageninfektionen, 47
Mandelentzündung, 35, 50
Minerale, 10, 14
Mundgeruch, 8, 35, 50
Mundinfektionen, 34, 35

Ohrinfektionen, 40, 41

Pollen, 11, 12, 26, 32
Protein, 11
Pulverisierte Propolis, 16, 47

Racheninfektionen, 8, 34, 35, 46, 49
Rheumatismus, 12, 16, 45
Rohe Propolis, 8, 16, 46, 48–51

Säuren, 14
Salbe (Propolis-), 9, 16, 38, 39
Sammeln (Propolis-), 28–30
Schnittwunden, 50
Schuppenflechte, 50
Stirnhöhlenvereiterung, 50

Tinktur (Propolis-), 9, 16, 46–51

Verbrennungen, 10, 37
Verjüngung, 11
Vitamine, 9, 11, 14, 15
Virusinfektionen, 16, 47

Wachs, 10, 21, 25, 27, 32
Wunden, 8, 21, 24, 31, 39, 40, 51

Zähne, 51
Zahnfleischerkrankungen, 8, 35, 46, 51

Zahnschmerzen, 51
Zahnpasta (Propolis-), 9, 16, 46
Zelldeckel, 10

GESUNDHEIT DURCH DIE NATUR.

HABEN SIE VERTRAUEN ZUR NATUR.

Tausendfach bewiesen: Oftmals der einzige erfolgreiche Weg zur Heilung von vielen Beschwerden, ohne schädliche Nebenwirkungen.

VERTRAUEN SIE UNS! WIR ÜBERZEUGEN MIT QUALITÄT:

Denn nur das Beste ist gut für die Gesundheit. Wir führen ca. 500 Naturheilmittel und Bienenprodukte aus vielen Ländern der Welt.

Bestimmt finden Sie bei uns was Sie suchen.
Wir können auch Ihnen helfen.
Ganz bestimmt.
Bitte kostenlos Prospekte usw. anfordern.

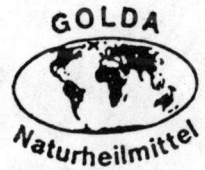

MANFRED DAHMEN
7182 GERABRONN · AMLISHAGEN
☎ 07952/5269

DIESES ZEICHEN BÜRGT FÜR QUALITÄT.

Kätzchenweiden
früh-, mittel-, spätblühend!

Jeder Imker weiß, wie wichtig für ein Bienenvolk im Frühjahr die Versorgung mit Eiweiß ist.

Naturpollen ist durch nichts zu ersetzen!

Seit 1951 habe ich Weidenarten zusammengetragen, von Lappland bis Griechenland. Die besten Arten vermehre ich und biete sie den Imkern als preiswerte Jungpflanzen an.

Bitte fordern Sie unter Bezugnahme auf diese Anzeige die neueste Preis- und Sortenliste bei mir an.

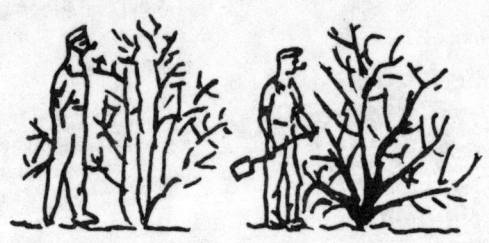

Imkerei und Weidenvermehrung

Hanns Neugebauer
Frenklweg 14

8391 Breitenberg

Allgemeine Deutsche Imkerzeitung

DELTA-VERLAG
M. BUSKE GMBH

Sämtliche Imker-Fachliteratur

DELTA-VERLAG M. Buske GmbH, Liebfrauenstraße 43 5205 St. Augustin 3
„ADIZ"-Probeexpl. u. kostenlose Preisliste bitte anfordern!

Seit 1895

Alles für den Imker !

Seit fast 100 Jahren halten wir Bienen und sind seit 1895 auf die Herstellung von Imkereigeräten spezialisiert. Wir verfügen über modernste maschinelle Einrichtungen für Bienenwachs,-Holz- und Metallverarbeitung.

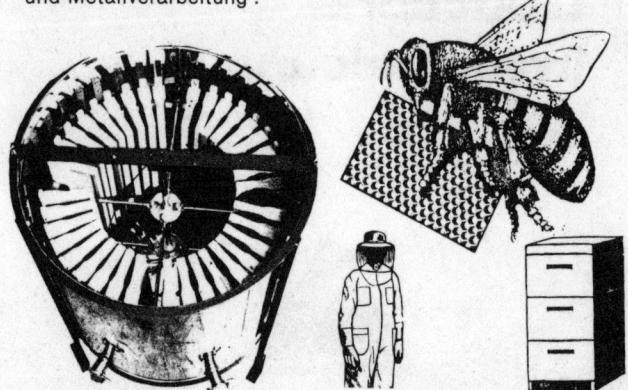

HAMMANN produziert seit über 80 Jahren Bienenwaben von höchster Qualität und zählt heute zu den führenden Herstellern von: Mittelwänden, Futtermitteln (NEKTAPOLL), Honiggefäßen, Honigschleudern, Bienenwohnungen, Imkereigeräten etc.

HAMMANN- Produkte sind aufgrund hoher Qualität weltweit geschätzt und wurden auf vielen internationalen Kongressen mit GOLDMEDAILLEN ausgezeichnet.

Wir bieten Ihnen zu vernünftigen Preisen ein großes Lieferprogramm modernster Imkereigeräte.

Fordern Sie unseren großen, illustrierten Katalog kostenlos an !

HAMMANN

Spezialfabrik für Imkereigeräte
Postfach 1261, Telefon: 06324/ 3001
D 6733 HASSLOCH / PFALZ

Auslieferungslager auch in Bayern.

Mehr Freude am Leben und Erleben

mit der biologischen Revitalisierungs-Kur

Api-Energie 2000

Dieses Naturheilmittel mit Bienenwirkstoffen und Heilkräutern ist die ideale Heimkur zur Aktivierung der geistigen und körperlichen Potenz, Steigerung von Ausdauer und Vitalität, Stärkung der Abwehr- und Widerstandskräfte.

Frisches Gelée Royale, aufgeschlossener und **schalenloser** Blütenpollen aus Schweizer Gebirgslandschaften, Johanniskraut, Rosmarin, Melisse und andere Heilkräuter sind in ihrer Wirkungsweise und Dosierung sinnvoll aufeinander abgestimmt.

Anwendungsgebiete: Api-Energie 2000 Gelée Royale Blütenpollen-Tonikum mit Heilkräutern ist eine Revitalisierungs-Kur nach dem biologisch-dynamischen Prinzip der Ganzheits-Therapie. Zur Verbesserung des Allgemeinbefindens: zur Steigerung von Energie, Ausdauer und Vitalität. Wirksam gegen Ermüdungserscheinungen und Erschöpfungszustände, wie sie unter starker psychischer und physischer Belastung oder im zunehmenden Alter häufig vorkommen. Regt den Körperstoffwechsel an und führt so zu einer verbesserten Funktion des menschlichen Organismus.
(Bergland-Pharma, Memmingen)

30-Tage Revitalisierungs-Kur Api-Energie 2000

Kur-Packung mit 30 Fläschchen à 20 ml Inhalt zum Einnehmen.

Api-Energie 2000 und weitere Informationen über Bienenwirkstoff-Präparate zur inneren und äußeren Anwendung erhalten Sie direkt von

Bergland-Pharma Naturheilmittel, Postf. 1132/158, D-8940 Memmingen/Allgäu

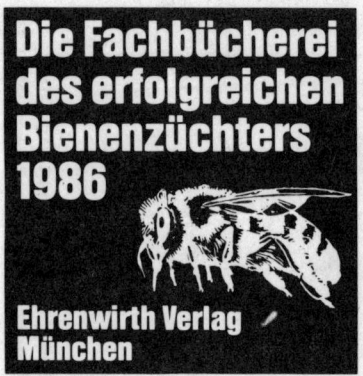

Die Fachbücherei des erfolgreichen Bienenzüchters 1986

Ehrenwirth Verlag München

Bruder Adam
Meine Betriebsweise
4., erweiterte Auflage. 100 S. 35 Fotos. DM 20,–.

Friedrich Karl Böttcher
Bienenzucht als Erwerb
Ein Handbuch für den wirtschaftlich arbeitenden Imker. 5. Auflage. 318 Seiten. 132 Abb. DM 48,–.

Bernd Dany
Pollensammeln heute
Anleitung für wirtschaftliches Pollensammeln.
3. Auflage. 128 Seiten. Zahlreiche Abb. DM 24,–.

Eva Hauck / K. H. Küthe / K. Stute / O. Wahl
Giftschäden an Bienenvölkern
160 Seiten. 33 Abbildungen. DM 26,–.

Edmund Herold / Karl Weiß
Neue Imkerschule
Theoretisches und praktisches Grundwissen.
7. Auflage. 272 S. Viele z. T. farbige Abb. DM 34,–.

Edmund Herold
Heilwerte aus dem Bienenvolk
Honig, Pollen, Gelee royale, Wachs, Kittharz, Bienengift und deren Bedeutung für die Gesundheit des Menschen. 9. Aufl., 228 S. 50 Abb. DM 24,–.

Jósko / Herold / Pieterek
Das kleine Imker-ABC
Eine Sammlung imkerlicher Begriffe.
192 Seiten. Zahlreiche Abbildungen. DM 22,–.

Werner J. Kloft / Hartwig Kunkel (Hrsg.)
Waldtracht und Waldhonig in der Imkerei
Herkunft, Gewinnung und Eigenschaften des Waldhonigs. 2., ergänzte u. erweiterte Aufl. 328 S. 174 Abb., davon viele vierfarbig. DM 78,–.

Franz Lerner
Blüten, Nektar, Bienenfleiß
Die Geschichte des Honigs.
232 Seiten. Zahlreiche Abbildungen. DM 36,–.

Ernst Pohl
Die Imkerfibel
Ein grundlegendes Handbuch für den Anfänger.
4. Auflage. 100 Seiten. 52 Abbildungen. DM 20,–.

Heinz Ruppertshofen
Der summende Wald
Waldimkerei und Waldhygiene. 6., verbesserte u. erweiterte Auflage. 212 Seiten. 71 Fotos. 27 Funktionsdarstellungen und Zeichnungen. DM 26,–.

Friedrich Ruttner
Zuchttechnik und Zuchtauslese bei der Biene
Anleitungen zur Aufzucht der Königinnen und zur Kör- und Belegstellenpraxis. 5., erg. u. bearb. Auflage. 148 Seiten. 51 Abb., 1 Farbtafel. DM 24,–.

Anne and Jacques Six
Im Reich der Bienen · Bildband
25 x 23,5 cm, 96 Seiten, 81 Farbfotos. DM 48,–.

Vinzenz Weber
Das Wachsbuch
Erzeugung und Behandlung des Bienenwachses, Geräte, Verarbeitung, Fertigwachs, das Kittharz.
3., überarbeitete Auflage. 194 Seiten mit 49 Fotos und 17 Zeichnungen. DM 26,–.

Karl Weiß
Der Wochenend-Imker
Eine Schule für das Imkern mit Magazinen.
5. Auflage. 256 Seiten. 14 Tafeln. 124 Abb. DM 32,–.

Karl Weiß
Bienen-Pathologie
Krankheiten – Schädlinge – Vergiftungen – gesetzliche Regelungen. Ein Lern- und Arbeitsbuch.
256 Seiten mit 85 Abb. u. 17 Tafeln. Geb. DM 34,–.

Karl Weiß
Zuchtpraxis des Imkers in Frage und Antwort
Königinnenzucht, Drohnenzucht, Futtersaftgewinnung, Paarung, Körung.
240 S. 155 Abb., davon 40 Fotos in Farbe. Geb. ca. DM 38,–. (Juni '86).

Der Imkerfreund
Organ des Landesverbandes Bayerischer Imker. Schriftleitung: Dr. Pieterek. Erscheint jeden Monat. Einzelheft DM 6,50. Im Jahresabonnement DM 35,– + Porto. Bitte kostenloses Probeheft anfordern.

Preisänderungen vorbehalten.